DE LA

BLESSURE D'ALEXANDRE LE GRAND

REÇUE DANS LE COMBAT CONTRE LES MALLIENS

(Extrait du Lyon Médical).

DES CARACTÈRES PARTICULIERS

ET DU TRAITEMENT

DE LA

BLESSURE D'ALEXANDRE LE GRAND

REÇUE

DANS LE COMBAT CONTRE LES MALLIENS

PAR J. ROLLET

EX-CHIRURGIEN EN CHEF DE L'ANTIQUAILLE.

Lu à la Société nationale de Médecine de Lyon
dans la séance publique annuelle du 12 février 1877.

LYON

ASSOCIATION TYPOGRAPHIQUE

C. RIOTOR, RUE DE LA BARRE, 12

1877.

DES CARACTÈRES PARTICULIERS

ET DU TRAITEMENT

DE LA

BLESSURE D'ALEXANDRE LE GRAND

REÇUE DANS LE COMBAT CONTRE LES MALLIENS

Alexandre faisait une de ses dernières expéditions dans l'Inde, et, cédant aux murmures des Macédoniens, il allait revenir sur ses pas, quand il reçut une blessure extrêmement grave. Depuis le découragement manifesté par ses soldats, on voyait le roi paraître constamment le premier, se jeter dans la mêlée et s'exposer au danger comme un simple combattant. Sa valeur, si finement raillée par son père dans le *Dialogue des morts*, était devenue de la témérité. Mais ce qui nous intéresse surtout c'est sa blessure, dont la relation faite par des historiens étrangers à la médecine, et plus littéraire que scientifique, met à la fois sous nos yeux une opération suivie de succès et toute une scène accidentée et très-vivante de chirurgie militaire dans un campement grec. Les documents qui se rapportent à cet épisode de la vie du conquérant, et que je vais exposer, ont été recueillis dans ces heures de loisir où nous aimons à reprendre, à un certain âge, les lectures qui ont charmé notre jeunesse. Je les ai empruntés à Arrien (*Histoire des expéditions d'Alexandre*, traduction Chaussard, Paris, 1802), à Quinte-Curce

(*Œuvres complètes*, traduction Peysonneaux, Paris, 1861), et à Plutarque (*Vies des hommes illustres*, traduction Pierron, Paris, 1861), les trois principaux historiens ou biographes d'Alexandre.

Les récits de ces divers auteurs, faits d'après les mémoires des contemporains, sont en général assez concordants ; ils ne présentent pas de contradiction sérieuse, et on peut dire qu'ils se contrôlent et se complètent mutuellement. Avec ces éléments d'information de provenance diverse, susceptibles d'être rapprochés, commentés, et au besoin, éclaircis, le cas d'Alexandre se reconstitue sans peine ; il devient même, à mon sens, et malgré quelques lacunes, une des observations les meilleures et les plus émouvantes que nous ait léguées l'antiquité. Il est vrai que les anciens traités de médecine sont des livres de pathologie plutôt que de clinique et qu'ils ne contiennent qu'un petit nombre de faits particuliers très-écourtés ; mais c'est précisément ce qui donne un si grand prix aux rares observations qui nous sont parvenues de ces temps reculés, et qui fait rechercher avec intérêt, jusque dans les monuments de la littérature extra-médicale, celles qui concernent des personnages historiques. Tel était bien Alexandre.

Nous le prenons au moment où il venait de remporter une première victoire sur les Malliens-Oxydraques, au bord de l'Hydraotès, un des affluents de l'Indus. Il faisait le siége du fort où ceux-ci s'étaient retirés après leur défaite. Voulant donner l'exemple, il avait franchi par escalade les murs de la ville remplie d'ennemis ; les échelles s'étaient rompues derrière lui, et il se trouvait séparé du gros de l'armée et accompagné seulement de quelques écuyers : la lutte était engagée au pied du rempart, et Alexandre combattait adossé à un tronc d'arbre pour éviter d'être investi ; c'est là qu'il fut blessé. Voici d'abord le récit d'Arrien, ou du moins sa partie essentielle.

« Abréas, dit-il, tombe percé d'une flèche qu'il reçoit au visage ; une autre atteint Alexandre, perce la cuirasse et s'enfonce au-dessus du sein. L'air et le sang s'échappaient, au rapport de Ptolémée, par cette blessure. D'abord sa chaleur naturelle le soutint quelque temps, malgré que sa plaie fût profonde ; mais enfin, affaibli par la perte de son sang et de sa respiration, ses yeux se ferment, il se pâme et tombe sur son bouclier. Peucestas se mettant au devant le couvre de l'égide de Minerve ; Léonnatus le défend de son côté, mais ils sont grièvement blessés. Alexandre est près d'expirer....

« On l'emporte sur un bouclier ; sa blessure est profonde ; on est incertain de sa vie. Selon quelques auteurs, le médecin Cristodème de Cos tira le fer en élargissant la plaie. Selon d'autres, le médecin étant éloigné, le somatophylax Perdiccas, dans le premier moment et sur l'ordre d'Alexandre, ouvrit la blessure avec son épée pour en retirer la flèche. Le roi perdit dans cette opération beaucoup de sang, dont une seconde syncope arrêta l'écoulement. » (*Loc. cit.*, t. ii, p. 237.)

Voici d'autre part la narration plus développée et plus ornée de Quinte-Curce, que nous faisons commencer au moment où le blessé est ramené du champ de bataille :

« Quand on eut transporté le roi dans sa tente, dit-il, les médecins coupèrent le bois de la flèche qui lui était entrée dans le corps, en ayant soin de ne pas ébranler le fer. Lorsqu'ensuite on lui eut ôté ses vêtements, ils observèrent que la pointe de l'arme avait des crochets et qu'il n'y avait moyen de l'extraire sans danger qu'en taillant la plaie pour l'agrandir. Mais ils craignaient qu'au milieu de cette opéra-

tion le sang ne vînt à couler avec trop d'abondance, car le
fer s'était enfoncé profondément et semblait avoir pénétré
jusque dans les entrailles (*viscera*).

Critobule était un médecin d'un rare savoir, mais ici la
grandeur du péril l'effrayait; il n'osait mettre la main à
l'œuvre, de peur de voir retomber sur sa tête les conséquences d'une cure malheureuse. Ses larmes, son effroi, la
pâleur que l'inquiétude répandait sur son visage, frappèrent
les regards du roi : « Qui te retient, lui dit-il, qu'attends-tu,
« et pourquoi ne pas me délivrer au plus vite de mes souf-
« frances, puisque aussi bien je dois mourir? Crains-tu qu'on
« te fasse un crime de ma mort, lorsque la blessure que j'ai
« reçue est incurable? » Critobule, à la fin, délivré de sa
crainte, ou la dissimulant, se mit à le prier de se laisser
tenir pendant qu'il arracherait le fer. Le roi lui assura
qu'il n'y avait aucun besoin de mains pour le tenir, et selon
ce qui lui était prescrit il présenta à l'opération son corps
immobile.

« A peine la plaie eut-elle été élargie et le fer retiré que
le sang commença à couler en grande abondance; le roi
s'évanouit, un brouillard se répandit sur ses yeux et son
corps était étendu comme s'il eût été près de mourir. Cependant le sang coulait sans qu'aucun remède pût l'arrêter.
Enfin l'hémorrhagie cessa, le roi reprit peu à peu ses esprits,
il commença même à reconnaître ceux qui l'entouraient.
Pendant ce jour entier et la nuit qui le suivit, les soldats en
armes assiégèrent la tente du roi; ils ne se retirèrent qu'avec
la nouvelle qu'il prenait un peu de repos. » (*Loc. cit.*, p. 238.)

L'observation n'est pas complète, et il serait prématuré
d'en vouloir tirer déjà des déductions cliniques. Notons inci-
demment le bouclier sur lequel le blessé fut transporté à la

manière toute primitive des héros d'Homère. Il y avait pourtant dans l'armée des litières de campagne (*lecticæ militares*) affectées à cet usage et que les fantassins avaient le privilége de porter. Dans une autre circonstance le roi, blessé à la jambe, avait été mis sur une de ces litières et porté à tour de rôle par les fantassins et par les cavaliers qui avaient demandé à partager cet honneur. Mais, pour commencer, retenons seulement de cette double narration que la blessure d'Alexandre était une plaie de poitrine.

Les plaies en général et celles de la poitrine en particulier ont des caractères et une profondeur qui dépendent beaucoup, on le sait, de la nature, de la forme et du mode d'action de l'instrument auquel elles sont dues; et, en pareil cas, c'est l'agent vulnérant qu'il faut considérer en premier lieu.

Plutarque donne des détails très-précis sur la flèche qui a blessé Alexandre, et notamment sur la manière dont elle fut lancée et sur les dimensions du fer dont elle était armée. On lui doit aussi quelques renseignements relatifs à l'anatomie pathologique et à la médecine opératoire que nous ne manquerons pas d'utiliser.

« Un des barbares qui se tenait un peu plus loin, dit-il, lui décocha une flèche avec tant de raideur et de violence qu'elle perça la cuirasse et qu'elle pénétra dans les côtes, à l'endroit de la mamelle. Le roi, après plusieurs autres blessures, reçut un coup de pilon sur la nuque; il en fut tellement étourdi que, ne pouvant plus se soutenir, il s'appuya contre la muraille. A ce moment les Macédoniens l'environnent, l'enlèvent et l'emportent évanoui dans sa tente. Aussitôt le bruit courut dans le camp qu'Alexandre était mort. On commença par scier avec une extrême difficulté le bois de la flèche, et l'on put alors, quoique avec peine, lui ôter sa cuirasse ; on fit ensuite une incision profonde afin d'arracher le fer du dard qui était entré dans une de ses côtes, et qui avait trois doigts de large et quatre de long. Il s'évanouit plusieurs fois durant l'opération ; mais à peine eut-on retiré le fer de la blessure qu'il revint à lui. » (*Loc. cit.*, p. 304.)

Quinte-Curce, au commencement de son récit dont nous n'avons rapporté qu'une partie, donne également des indications sur la longueur de la flèche et sur la position où se trouvait le blessé lorsqu'il fut atteint.

« Exposé, dit-il, à tous les coups, c'est à peine qu'Alexandre soutenait son corps appuyé sur ses jarrets, lorsqu'un Indien lui lança une flèche de deux coudées de manière à traverser sa cuirasse un peu au-dessus du côté droit. Abattu par cette blessure et perdant son sang à grands flots, il laissa aller ses armes comme s'il se fût senti mourir. » (*Loc. cit.*, p. 384.)

Ainsi donc, la flèche qui a blessé Alexandre avait deux coudées. La coudée étant à peu près de 50 centimètres, la flèche en mesure décimale n'avait guère moins de 1 mètre. Elle était armée d'un fer qui portait des crochets latéraux en forme de hameçons ; ce fer avait trois doigts de large et quatre de long, et par conséquent une largeur de 7 centimètres et une longueur de 10 environ.

Les flèches de ces dimensions étaient lourdes : « Elles se tiraient, dit Quinte-Curce, avec plus de peine que d'effet ; car le trait, dont toute la force est dans sa légèreté, se trouve amorti par le poids qui le surcharge. » Mais celle-là avait été décochée de très-près, presque à bout portant : c'était dans un combat à la distance de l'épée, et pour la lancer le sagittaire s'était retiré un peu en arrière avec son arc (στὰς μικρὸν ἀποτέρω). Le roi, fatigué d'une longue lutte, avait fini par combattre à genoux, et c'est dans cette position et à un moment où le bouclier cessait de couvrir la poitrine qu'il fut atteint. Le soldat qui l'avait blessé avec sa flèche était un individu appartenant à une de ces peuplades de l'Inde qui dès cette époque connaissaient, il est vrai, l'usage des métaux, mais dont la civilisation était beaucoup moins avancée que celle des Grecs et des Perses. Pour Alexandre c'était la flèche d'un barbare, et pour nous celle d'un sauvage, une flèche barbelée, comme il y en a de nombreux spécimens dans nos musées.

Lancée contre un homme agenouillé, cette flèche n'avait pu arriver au but qu'en suivant une direction légèrement oblique de haut en bas; et, à en juger par les lésions notées dans l'observation, le fer dont elle était armée, en atteignant le côté droit de la poitrine, avait dû s'engager dans un des espaces intercostaux.

Plutarque dit que le trait perça la cuirasse et pénétra dans les os près de la mamelle (τοῖς ὀστέοις περὶ τὸν μασθόν). Évidemment ce n'est pas sans intention qu'il parle ici au pluriel et qu'il comprend dans le champ de la blessure non pas seulement un os, mais plusieurs. Si plusieurs os, ou, pour les mieux désigner, si plusieurs côtes ont été compromises, c'est bien que l'instrument s'était enfoncé dans un espace intercostal, de manière à intéresser cet espace dans toute sa hauteur et à s'enclaver entre la côte supérieure et la côte inférieure. L'un de ces deux os a même été plus particulièrement entamé par le projectile; car, un peu plus loin, Plutarque, parlant cette fois au singulier, indique positivement que le fer du dard (ce qui se concilie assez bien avec l'obliquité de son trajet) était entré dans une des côtes (ἐνὶ τῶν ὀστέων).

Ces conjectures n'ont rien, ce nous semble, de trop hasardé, et si l'on veut bien admettre que les mêmes éléments de certitude ne sont pas nécessaires pour un diagnostic historique que pour une constatation médico-légale, par exemple, il ne sera pas impossible de localiser tout à fait la blessure et d'indiquer au juste dans quel espace intercostal l'instrument s'est fait jour. Puisque le coup a été porté à la poitrine, un peu au-dessus du côté droit, selon Quinte-Curce, à l'endroit de la mamelle, au dire de Plutarque, et au-dessus du sein, d'après Arrien, il n'y a pas place pour un écart bien considérable, et en adoptant ce dernier point qui est le mieux spécifié, le fer, après avoir traversé, au-dessus du sein droit, la peau et les couches molles sous-jacentes, a dû glisser sur la quatrième côte et pénétrer dans la cavité thoracique à travers le troisième espace intercostal.

Remarquons à ce propos qu'on ne reconnaît pas toujours aisément si une plaie de poitrine est pénétrante ou non pénétrante : c'est un diagnostic souvent très-difficile au moment de l'accident et qu'on pourrait nous accuser de trancher trop légèrement et trop vite plus de deux mille ans après. Ici, toutefois, la pénétration n'est pas douteuse. Le malade fut d'abord très-oppressé ; mais la gêne de la respiration est un symptôme qu'on observe à un certain degré même dans les plaies non pénétrantes. Il faut tenir compte en second lieu de la petite distance d'où le coup était parti, et de la grande profondeur de la plaie notée par tous les historiens et révélée d'ailleurs par la longueur et le haut degré d'enfoncement du fer. A s'en rapporter au traducteur de Quinte-Curce, l'instrument semblait avoir pénétré jusque dans les entrailles. C'est une exagération, ou plutôt une erreur manifeste, car le mot *viscera* a une signification plus générale et s'emploie aussi pour désigner le poumon ou les autres organes thoraciques.

Le véritable signe de la pénétration, signe tout à fait pathognomonique, est celui auquel le témoignage de Ptolémée, le même qui fut plus tard roi d'Égypte, donne un caractère d'authenticité exceptionnel et très-précieux : nous voulons parler de l'issue de l'air à travers la plaie. L'air s'échappait de la blessure d'Alexandre avec le sang ; et, quoique Ptolémée, plus habitué au commandement qu'à la clinique, n'ait pas tiré de ce symptôme ses conséquences naturelles, il en résulte évidemment que la plèvre était ouverte et même que le poumon était lésé. L'emphysème n'est pas un signe certain de la pénétration de la blessure, car l'air du dehors peut être attiré dans le tissu cellulaire par une plaie oblique des parois de la poitrine ; mais un courant aérien ne s'établit pas dans une plaie thoracique, une sorte d'expiration ne s'y fait pas d'une manière visible, sans que la cavité pleurale, et en général aussi les cellules pulmonaires, soient mises en communication large et directe avec l'extérieur.

Avec une pareille blessure Alexandre n'était plus en état de se soutenir, et il n'était pas nécessaire, comme le veut Plutarque, par une confusion de dates, qu'il reçût encore un coup de pilon sur la nuque pour être mis hors de combat. On raconte aussi que, tout grièvement blessé qu'il était, il aurait retrouvé assez de force pour se défaire du barbare dont le trait l'avait atteint et qui courait sur lui pour le dépouiller ou pour l'achever.

« L'homme qui l'a blessé, dit Quinte-Curce, accourt aussitôt pour le dépouiller ; mais dès qu'il a senti une main sur son corps, indigné sans doute de ce dernier outrage, Alexandre ranime ses esprits défaillants, et soulevant son épée, le plonge dans le flanc découvert de son ennemi. » (*Loc. cit.*, p. 384).

Plutarque raconte d'une manière peu différente le même événement : « Le barbare qui l'avait blessé, dit-il, courut sur lui le cimeterre à la main. Peucestas et Limnée lui firent un rempart de leur corps et furent blessés tous deux ; Limnée mourut du coup qu'il reçut, mais Peucestas arrêta le barbare qui fut tué par Alexandre. » (*Loc. citato*, p. 305).

S'il n'y avait là qu'une action héroïque, assurément la pensée ne nous viendrait pas de la contester à Alexandre ; mais pour tuer de sa main le barbare qui l'avait blessé, le roi devait accomplir un acte physiologique, contracter certains muscles, et c'est à ce point de vue que nous faisons des réserves. En tout cas, s'il le tua, ce ne fut pas de la main droite, car le grand pectoral de ce côté était troué de part en part, et pour ainsi dire encloué par la flèche (1). Instinctivement le bras droit avait dû se rapprocher du tronc et se mettre dans l'adduction pour amener le relâchement des fibres musculaires divisées. L'effort nécessaire pour faire sortir le membre de cette position devenait dès lors très-pénible, et tout mouvement énergique de propulsion en avant du bras droit dans cet état eût été impossible.

Mais s'il y a des incertitudes sur quelques détails accessoires, où la vérité a été peut-être sacrifiée à l'effet, il y en a moins sur le fond et on pourrait dire sur la partie technique de l'observation. D'autres indices plus sûrs nous permettent de pousser plus loin nos déterminations, et cette

---

(1) On verra plus loin qu'Alexandre avait une difformité congénitale du côté droit de la face et du cou, qui a fait supposer, non sans quelque vraisemblance, à M. Diday (Société de médecine de Lyon, séance du 27 novembre 1875) qu'il était peut-être gaucher.

blessure dont la cause et le siége sont très-exactement précisés, cette plaie de poitrine qui porte à un si haut degré le caractère de la pénétration, cette lésion traumatique déjà bien définie, nous pouvons la particulariser encore plus complètement, en ce sens qu'elle n'était pas simple et qu'elle présentait au contraire une double complication de corps étranger et d'hémorrhagie.

Tous les historiens sont d'accord sur ce point qu'Alexandre fut apporté dans sa tente avec une plaie compliquée de corps étranger, et comme Épaminondas à Mantinée, percé d'une flèche non arrachée et adhérente encore à la poitrine. Le chirurgien arrive, et à ce moment le rôle de l'homme de l'art commence.

A son tour, Arrien, toujours si sobre d'anecdotes, si bien informé, mais dont l'exactitude brille surtout dans le récit des opérations militaires, a donné place ici à un incident fort dramatique et qui aurait été amené par l'absence et l'éloignement du médecin. Le somatophylax Perdiccas, dans le premier moment et par ordre d'Alexandre, aurait ouvert la blessure avec son épée pour en retirer la flèche. Ce fait n'est raconté, il est vrai, que sous forme dubitative, et peut-être est-ce une réminiscence du nœud gordien. Il est inutile d'exposer toutes les raisons qui le rendent invraisemblable ; nous ferons seulement remarquer combien il serait en désaccord avec la haute culture intellectuelle d'Alexandre, qui comptait parmi ses maîtres un grand naturaliste, et qui avait étudié la médecine.

« Aristote, dit Plutarque, lui inspira plus que nul autre de ses maîtres le goût de la médecine ; car Alexandre ne se borna pas seulement à la théorie de cette science : il secourait ses amis dans leurs maladies et il leur prescrivait certains remèdes et régimes, comme on en peut juger par ses lettres. » (*Loc. cit.*, p. 230.)

Nous n'osons pas dire d'un si grand capitaine, qui a fait périr tant de monde, qu'il a exercé notre art ; mais sans faire d'Alexandre un de nos confrères, il y a du moins tout lieu de supposer, d'après ce grave témoignage, qu'il savait assez de médecine et qu'il connaissait suffisamment les principales divisions des plaies pour ne pas donner l'ordre qu'on lui attribue, et qui eût été un contre-sens chirurgical. L'épée, en effet, instrument piquant, était plus propre à approfondir la blessure qu'à l'élargir et à la débrider, surtout entre les mains d'un somatophylax, c'est-à-dire d'un gendarme attaché à la personne du roi ; et de toute manière, il n'eût pas été digne de l'élève le plus renommé d'Aristote de commander qu'on lui appliquât un procédé aussi barbare, que les Malliens eux-mêmes auraient su remplacer par une opération mieux réglée.

Il n'y a pas trace de cette fable dans le récit de Quinte-Curce, où tout ce qui touche au manuel opératoire est exposé en peu de mots, mais correctement, et s'enchaîne même très-bien : d'abord on coupe le bois de la flèche en ayant soin de ne pas ébranler le fer ; on ôte ensuite les vêtements, et comme on observe que la pointe de l'arme a des crochets, on juge nécessaire d'agrandir la plaie pour extraire le corps étranger.

Toutefois, c'est Plutarque qui a le mieux fait connaître la raison déterminante et les difficultés des temps successifs de l'opération. Quinte-Curce laisse deviner, mais ne dit pas pourquoi on dût couper le bois de la flèche, et c'est ce que Plutarque indique au contraire avec beaucoup de bon sens.

La flèche avait traversé la cuirasse. Avant tout il fallait

déshabiller le roi et mettre sa blessure à nu, l'opération devait commencer par là. Mais comment lui ôter cette cuirasse
que la flèche traversait ?

Nous connaissons peu les cuirasses des hommes d'armes
de cette époque ; elles n'étaient pas toutes faites de la même
manière, et nous manquerions de données positives pour
apprécier ce premier temps, ou si l'on veut, ces préliminaires
de l'opération, si dans un autre endroit Plutarque ne nous
avait appris de quelle nature était la cuirasse d'Alexandre,
et en quoi consistaient en général son vêtement et son
armure.

Le roi livrait la plus grande de ses batailles, la bataille
d'Arbelles. Au moment d'aller au combat « il se couvrit, dit
Plutarque, de son casque. Il avait déjà revêtu dans sa tente
le reste de son armure : elle consistait en un sayon de Sicile
qui s'attachait avec un ceinturon, et sur lequel il mettait une
double cuirasse de lin, dépouille conquise à Issus. Le casque
était de fer, mais il brillait autant que l'argent le plus pur :
c'était un ouvrage de Théophile. Le hausse-col de fer, comme
le casque, était garni de pierres précieuses. Il avait une épée
d'une trempe et d'une légèreté admirables, dont le roi des
Citiens lui avait fait présent : c'était l'arme dont il faisait le
plus d'usage dans les combats. Il portait une cotte d'armes
d'un travail plus précieux encore que le reste de son armure :
c'était un ouvrage de l'ancien Hélicon. La ville de Rhodes
en avait fait présent à Alexandre pour honorer sa valeur. »
(*Loc. cit.*, p. 267.)

Ainsi la flèche, pour arriver à la poitrine, avait dû traverser, en allant de dehors en dedans, la cotte d'armes,
simple ouvrage de broderie, la double cuirasse de lin, qui
devait être d'un tissu très-serré, rigide et fort épaisse, et

enfin le sayon de Sicile, espèce de chemise offrant peu de résistance.

C'est la double cuirasse de lin qu'il importait le plus d'enlever sans exercer sur le corps vulnérant des tiraillements susceptibles d'aggraver la blessure, et c'est à remplir cette indication que fut employé le moyen qui consista à scier la flèche au-dessous de la cuirasse. Dégager la totalité du corps étranger de la cuirasse en fendant celle-ci, puisqu'elle n'était pas métallique, en haut et en bas jusqu'à l'ouverture de l'entrée de la flèche ; ou bien dégager le fer seul, le séparer de la cuirasse et du bois de la flèche, en coupant le bois sous la cuirasse et ras le fer, tels étaient les deux principaux procédés praticables. Le premier eût pu être exécuté avec nos instruments modernes, notamment avec les cisailles qui servent à fendre les bandages inamovibles. Le second aussi eût été grandement facilité par l'emploi de la scie à chaîne que sa flexibilité permet d'insinuer dans les espaces les plus étroits ; mais en définitive il suffisait pour l'exécuter d'une lame de scie ordinaire, longue, étroite, glissée verticalement sous la cuirasse, et manœuvrée avec ménagement, en prenant la précaution de fixer la flèche, et en ayant soin, comme le dit Quinte-Curce, de ne pas ébranler le fer dans le mouvement de va-et-vient. Pourtant cette opération préliminaire fut loin d'être simple, elle ne se fit, d'après Plutarque, qu'avec beaucoup de difficulté et de travail (χαλεπῶς καί πόλυπονως).

La flèche une fois coupée, on pouvait dépouiller le blessé de tous ses vêtements, l'obstacle était levé, et dès lors on se trouvait en présence du fer retenu dans la plaie, mais faisant assez de saillie au dehors pour donner prise aux instruments et se prêter à une extraction méthodique.

La seconde complication de cette plaie mémorable a été l'hémorrhagie, une hémorrhagie extrêmement grave et qui a failli coûter la vie à Alexandre.

Une première effusion sanguine eut lieu immédiatement après l'accident. Elle amena une syncope, et grâce à cette suspension momentanée des battements du cœur, le sang s'arrêta, ou du moins il cessa de couler avec abondance. Ce qui contribua aussi à arrêter le sang, c'est la présence du corps vulnérant dans la blessure. Le fer de la flèche faisait l'office de tampon, et avec les caillots formés pendant la syncope il suffit momentanément pour barrer le passage à l'hémorrhagie. Mais combien cet état était précaire, et quelles chances n'y avait-il pas, en enlevant le corps étranger et en ouvrant largement cette plaie, de voir le sang s'écouler de nouveau au dehors ou s'épancher dans la plèvre?

Cette perspective n'échappa pas aux médecins réunis en consultation auprès du malade, ni à celui d'entre eux qui était chargé de l'opération. Est-ce Cristodème, comme l'appelle Arrien, ou Critobule, comme le nomme Quinte-Curce? Peu importe, car ni l'un ni l'autre de ces noms n'est connu dans l'histoire de la médecine. Il fut loin de montrer en cette circonstance l'assurance imperturbable qu'avait eue le médecin Philippe présentant au roi, dans la maladie qu'il avait contractée en se baignant dans le Cydnus, la fameuse potion qu'on disait empoisonnée, et dont l'effet fut si merveilleux. Cependant il jugea la situation comme elle devait l'être, d'abord avec trop de timidité et d'effroi, mais ensuite sans crainte et avec une confiance réfléchie, justifiée d'ailleurs par l'événement.

Cette confiance, l'homme de l'art était autorisé à l'avoir en raison même du siége de la blessure, et elle fait supposer que l'habileté pratique de ce médecin (*vir eximiæ artis*), à laquelle Quinte-Curce rend hommage, reposait sur la connaissance de la disposition et des rapports des organes et de tout ce qui constituait l'anatomie topographique de l'époque.

Alexandre penchait un peu le cou sur l'épaule gauche, et ce vice de conformation, que le sculpteur Lysippe, au dire de Plutarque, avait parfaitement exprimé, M. Dechambre (*Gazette médicale de Paris*, 1851, t. vi, p. 719) a pu l'étudier de nos jours sur un buste trouvé à Tivoli et conservé au musée des Antiques, au Louvre. Notre confrère, qui allie aux connaissances les plus variées en médecine un goût. très-vif pour les beaux-arts, a analysé avec beaucoup de sagacité et de méthode tous les éléments de cette difformité ; il a pris des mesures au compas et il a fait cette découverte que le conquérant macédonien avait un torticolis produit par la rétraction du muscle sterno-mastoïdien droit, avec réduction générale du côté droit de la face et léger abaissement de l'œil du même côté. Mais Alexandre était bien fait de tout le reste de sa personne, et ce vice de conformation des régions céphalique et cervicale n'avait dû entraîner aucune anomalie anatomique importante de la région thoracique.

Il est bien vrai que si la flèche, au lieu de frapper à droite, avait atteint le point correspondant à gauche, et pour peu qu'elle eût incliné vers la ligne médiane, le danger eût été grand ; c'est d'une blessure ainsi dirigée que le malade, lorsqu'il réclamait l'opération comme une délivrance, aurait pu dire avec raison qu'elle était incurable (*insanabile vulnus*). A gauche, en effet, le fer aurait rencontré les gros vaisseaux de la base du cœur, le cœur lui-même, et l'hémorrhagie se serait-elle arrêtée de prime abord que l'extraction du corps étranger n'aurait pas manqué de la ramener, cette fois, avec un caractère foudroyant.

A droite, au contraire, au point où se trouvait la blessure, de petites artères avaient pu seules être ouvertes, et connaissant cette disposition des parties, sans céder à d'autres considérations, le chirurgien avait lieu de se rassurer. La réflexion venue, il avait dû comprendre qu'il pouvait opérer sans crainte, qu'une intervention prompte et active le rendrait maître du sang.

Alexandre, il faut lui rendre cette justice, s'était prononcé avec une fermeté et une décision bien faites pour enhardir un opérateur intimidé et changer ses dispositions d'esprit ; mais devant une responsabilité de cette nature les paroles du roi n'étaient qu'un encouragement bienveillant, l'anatomie de la région affectée était la véritable garantie.

La plaie occupait la partie latérale droite du thorax, à la réunion du tiers antérieur avec les deux tiers postérieurs, ou à peu près (*per thoracem paulum super latus dextrum*). Elle était donc assez éloignée du sternum pour qu'on écartât du diagnostic la présomption d'une hémorrhagie provenant du tronc de la mammaire interne. Elle n'était pas assez rapprochée de l'aisselle pour qu'on eût à craindre l'ouverture d'une branche thoracique importante de l'axillaire. Mais l'espace intercostal était intéressé dans toute sa hauteur, le bord d'une des côtes avait été entamé par l'instrument. Dans ces conditions, les branches artérielles intercostales, celles qui figurent déjà sous ce nom dans l'angéiologie hippocratique, devaient prendre part à la solution de continuité, et l'hémorrhagie avait nécessairement pour origine l'une de ces branches, ou peut-être toutes les deux. Si en cet instant Alexandre était mort d'hémorrhagie, c'est à une plaie des intercostales droites du troisième espace qu'il aurait succombé.

L'histoire ne dit pas comment se fit le débridement de la plaie, ni avec quel instrument le fer fut saisi et extrait de la poitrine. Pour ces opérations, les instruments les plus simples sont les meilleurs : un bistouri, une sonde cannelée, une forte pince, et l'arsenal de la chirurgie grecque, si près de la fondation de l'école d'Alexandrie, n'en manquait pas de plus compliqués.

Mais à peine le fer fut-il retiré de la blessure que l'hémorrhagie, ainsi qu'on l'avait prévu, recommença. Le roi s'évanouit pour la seconde fois, le sang coulait et aucun remède ne pouvait l'arrêter.

Quels furent ces remèdes dont l'action contre l'hémorrhagie resta tout d'abord infructueuse? Les anciens ne connaissaient pas la ligature des artères. Aurait-on pu la pratiquer? Il serait téméraire de l'affirmer; car c'est une opération si exceptionnellement réalisable en pareil cas, qu'elle ne comporte même aucun procédé d'amphithéâtre. La ligature de Gérard, qui embrasse à la fois l'artère et la côte, est un procédé de compression, comme la plaque coudée de Lottery et la fiche de Quesnay. Nous possédons sans doute des moyens hémostatiques bien supérieurs à ceux dont disposaient les chirurgiens de cette époque, et c'est ce qui nous a permis d'étendre si loin le champ de la médecine opératoire; mais cette supériorité s'efface précisément en présence d'une lésion, comme celle des intercostales, où l'hémorrhagie est surtout justiciable de la compression et du tamponnement, méthodes qu'on a perfectionnées, mais dont l'origine est très-ancienne.

Aussi est-il à présumer que le chirurgien ne s'est mis en

devoir d'extraire le corps étranger qu'après avoir préparé, à peu près comme nous l'aurions fait nous-mêmes, des bourdonnets de linge et de charpie et tout ce qui était nécessaire pour comprimer les vaisseaux ouverts et tamponner l'espace intercostal. Ces moyens n'ont pas eu d'effet immédiat et le sang n'a cessé de couler qu'après la syncope. Mais seule celle-ci n'eût eu aucune efficacité. Si elle a été utile, si la nature a coopéré à la guérison, en réalité c'est l'art qui l'a obtenue avec ces remèdes mêmes qu'on a accusés d'impuissance, apparemment parce qu'ils n'avaient pas agi assez vite. La guérison néanmoins a été prompte, elle était très-avancée, suivant Quinte-Curce, au bout de sept jours ; mais à ce moment elle n'était pas complète.

« Au bout de sept jours, dit-il, la blessure était guérie, mais la cicatrice n'était pas fermée encore lorsque le roi apprit que le bruit de sa mort était répandu parmi les barbares. Faisant donc attacher deux barques ensemble et dresser sa tente au milieu pour l'exposer à tous les regards, il se fit voir ainsi à ceux qui le croyaient mort. Il descendit ensuite le fleuve, tenant son navire un peu en avant du reste de la flotte pour éviter que le battement des rames troublât le repos encore nécessaire à sa faiblesse. Quatre jours après il arriva dans un pays abandonné de ses habitants, qui lui parut convenable pour s'y reposer avec son armée. » *Loc. cit.*, p. 240.)

Toutefois, si la cicatrisation n'était pas achevée à la fin du premier septénaire, il se pouvait qu'à ce moment la partie profonde de la plaie fût déjà réparée. Dans les plaies du poumon, d'après les expériences faites sur des chiens par Reybard (*Gazette médicale*, 1841, p. 89) et que j'ai répétées avec lui il y a quelque vingt ans, les cellules pulmonaires

ouvertes cessent, au bout de quatre jours, d'être traversées
par l'air, et au bout de huit jours la cicatrice est formée. Du
reste, s'il y eût des complications primitives, il ne survint
ni épanchement, ni pneumonie, ni pleurésie, aucune complication consécutive.

Alexandre était alors dans toute la force de la jeunesse,
il avait 28 ans. Quoique blond, il ne présentait rien de lym-
phatique dans sa constitution. Son teint était blanc et ver-
meil, son corps bien proportionné, de taille moyenne, forte-
ment musclé et très-exercé. Il avait une grande chaleur
naturelle qu'il calmait avec des bains souvent répétés, une
organisation toute de feu. On donne à cette particularité,
notée avec beaucoup d'insistance, un sens physiologique qui
indiquerait que sa température propre s'élevait réellement
de quelques fractions au-dessus de la normale. Il prenait un
soin extrême de sa table ; il abusait parfois du vin, mais
habitué à un régime tonique, il était par cela même en état
de réparer facilement de grandes pertes de sang (1). Tout

(1) « Alexandre, dit Plutarque, était beaucoup moins sujet au vin qu'on
ne l'a cru ; il en eut la réputation parce qu'il restait longtemps à table,
mais c'était moins pour boire que pour causer. »

Il est bien vrai qu'on n'a jamais noté chez Alexandre aucun symptôme
d'alcoolisme chronique ; mais il buvait parfois avec excès, l'alcoolisme
aigu lui était familier, et il répandait même autour de lui une odeur qui
était probablement celle dont les boissons spiritueuses ont l'habitude
d'imprégner l'économie. « J'ai lu dans les mémoires d'Aristoxène, dit
Plutarque, que sa peau sentait bon (Aristoxène était un courtisan), qu'il
s'exhalait de sa bouche et de tout son corps une odeur agréable et qui
parfumait ses vêtements ». Ce qui est plus certain encore, c'est que son
ivresse alla dans plusieurs circonstances jusqu'à la fureur, jusqu'au crime.

On n'ignore pas que c'est dans un festin, à la suite de nombreuses liba-
tions, qu'il donna le signal de l'incendie de Persépolis ; mais ce que per-

porte à croire qu'Alexandre avait un de ces tempéraments mixtes, à la fois nerveux et sanguins, chez lesquels les réactions se font avec beaucoup d'énergie et très-vite. Il avait été malade ou blessé à plusieurs reprises, et toujours il s'était promptement rétabli.

Plutarque pourtant parle d'un traitement long et d'un régime sévère (αὐτὸν ἔχων πολὺν χρόνον ἐν διαίτῃ καὶ θεραπείαις). Parmi les prescriptions appropriées à la maladie et à la convalescence, il y en avait une, le repos des organes respiratoires, et par conséquent le silence, qu'on lui avait déjà faite précédemment, quand il fut blessé à la nuque, et qui avait trop d'importance, cette fois, pour être omise. C'est ce qui semble résulter du récit d'Arrien qui nous montre Alexandre se

sonne n'avait remarqué et qui m'a beaucoup frappé, c'est que peu de temps auparavant, pendant qu'il traversait la Babylonie, on lui avait montré des sources naturelles de naphthe; on avait même fait l'essai de ce combustible devant lui pour l'embrasement d'une rue. « Il admira surtout, dit Plutarque, le gouffre d'où sort continuellement, comme d'une source inépuisable, un jet de feu, et le torrent de naphthe qui se déborde et forme un lac considérable. Ce naphthe ressemble au bitume; il a aussi une telle analogie avec le feu qu'avant même de toucher à la flamme, il s'allume et embrase l'air qui se trouve entre deux. Les barbares, pour faire connaître au roi la force du naphthe et sa nature, en arrosèrent la rue qui menait à son logement; puis se plaçant au bout de la traînée, ils approchèrent leurs flambeaux du liquide qu'ils avaient répandu. A peine les premières gouttes eurent-elles pris feu que le flamme se communiqua à l'autre bout avec la rapidité de la pensée, et la rue parut embrasée dans toute sa longueur. »

Le pétrole, car c'était lui, n'est donc pas une conquête de l'industrie moderne, il était connu du temps d'Alexandre. On savait s'en servir pour allumer des incendies, et qui sait si ce n'est pas avec le pétrole que le roi et ses convives, dans leur ivresse, ont brûlé le palais et les monuments de l'ancienne capitale de la Perse?

résignant à communiquer par lettres avec les Macédoniens
dans des circonstances où, avec ses habitudes oratoires, et sans
cette obligation du silence, il n'aurait pas manqué de les
faire venir en sa présence et de les haranguer. Du reste,
Arrien raconte autrement que Quinte-Curce les derniers in-
cidents de cette maladie qui a soulevé jusqu'à la fin de vives
émotions dans le camp macédonien. Son récit paraît plus
vraisemblable et s'accorde mieux d'ailleurs avec celui de
Plutarque.

S'il y a un moment qui peut servir de date à la guérison
complète d'Alexandre, c'est bien celui où il se trouve assez
fort et assez dispos pour monter à cheval devant son armée.
Ce moment, Arrien l'indique, mais il ne le précise pas, et
c'est aussi celui qui doit fixer le terme de cette dissertation
déjà trop longue. En tout cas, la succession des événements
qui ont eu lieu depuis la blessure jusqu'à cette épreuve déci-
sive implique l'idée d'une maladie qui a duré plus d'un
septénaire.

En premier lieu, à la nouvelle de l'accident et pendant
l'opération, le bruit de la mort d'Alexandre se répand dans
le camp : grande consternation des Macédoniens qu'on cherche
à rassurer en publiant des bulletins de la santé du roi (1).

____

(1) Alexandre a été blessé dans plusieurs circonstances et en différents
endroits, à la jambe, à la cuisse, à l'épaule, à la nuque, mais jamais aussi
grièvement qu'il le fut, cette fois, à la poitrine. Outre ses blessures, il a
eu à snpporter plusieurs maladies internes très-sérieuses. La première est
celle qu'il contracta, au début de ses campagnes contre Darius, en se baignant dans le Cydnus. Les symptômes de cette maladie n'ont pas été assez
bien exposés pour qu'on puisse se prononcer sur sa nature. La dernière,
celle dont il est mort, est beaucoup mieux connue : Alexandre en avait
gagné le germe à son retour à Babylone, dans diverses excursions qu'il

L'inquiétude cesse d'abord, mais elle ne tarde pas à devenir plus vive ; pour la calmer de nouveau on emploie un autre moyen, on fait écrire par le roi lui-même des lettres que l'on montre aux soldats. L'authenticité de ces autographes ne

fit sur l'Euphrate et dans les marais de Pallacopas. C'était un impaludisme manifesté par une série d'accès très-prononcés de fièvre intermittente pernicieuse.

Cette maladie, qui a duré dix jours, a été décrite jour par jour dans les *Éphémérides*, journal des faits de la vie d'Alexandre, rédigé par Eumène et Diotatus. Ce recueil n'est pas parvenu en entier jusqu'à nous, mais Plutarque nous a conservé le fragment qui relate la dernière maladie et la mort du roi. Les accès, comme on peut en juger par la lecture de ce précieux document, étaient quotidiens, et malgré le caractère pernicieux qu'ils prirent à la fin, il est probable qu'on les aurait coupés, de nos jours, sans grande difficulté, avec le sulfate de quinine administré à hautes doses.

« Voici, dit Plutarque, ce qui est écrit dans les *Éphémérides*, au sujet de sa maladie :

« Le 18 du mois de Désius, il fut pris de la fièvre, et il s'endormit dans la salle du bain. Le lendemain il se baigna et il passa toute la journée dans sa chambre à jouer aux dés avec Médius. Le soir il prit un second bain, et ayant sacrifié aux dieux, il soupa et eut la fièvre la nuit. Le 20 il se baigna, fit le sacrifice d'usage, et s'étant couché dans la salle du bain, il se divertit à entendre les récits que lui faisait Néarque de sa navigation et de la grande mer. Le 21 il fit encore la même chose : la fièvre augmenta et la nuit fut mauvaise. Le 22 la fièvre redoubla de violence : il fit porter son lit près du grand bassin de natation et il s'entretint avec ses officiers sur les emplois vacants dans l'armée ; il leur recommanda de n'y nommer que des hommes qui eussent fait leurs preuves. Le 24 la fièvre fut très-forte ; cependant il se fit porter au sacrifice et il l'offrit lui-même. Il ordonna à ses principaux officiers de faire garde dans la cour, et il chargea les taxiarques et les capitaines de cinquante hommes de veiller la nuit au dehors. Le 25 il se fit transporter dans le palais de l'autre bord, et il prit un peu de sommeil ; mais la fièvre leur paraît pas certaine ; pourtant le calme se rétablit encore. Mais arrive une nouvelle crise, la plus aiguë et la dernière : dans leur impatience, lasse de se contenir, les Macédoniens s'agitent ; ils demandent à voir le roi, ils l'exigent, sa présence pourra seule mettre fin au tumulte. Alexandre cède à cette pression, et on pourrait dire à cette douce violence : il se montre, il agit, il veut que chacun voie de ses yeux qu'il existe. Mais cette scène, qui marque un des plus beaux moments de la vie du conquérant, racontée par Arrien en un style un peu hâché, décousu, est néanmoins si saisissante et si animée que je ne résiste pas au plaisir de la citer textuellement :

« Alexandre, dit-il, instruit de ce trouble et voulant en prévenir les suites, se fait transporter aussitôt sur les bords de l'Hydraotès pour s'y embarquer et descendre au camp assis au confluent de ce fleuve et de l'Acésinès. Éphestion y commande l'armée et Néarque la flotte. Au moment où le vaisseau qui le portait fut à la hauteur du camp, il fit découvrir la poupe de son navire et se montra à tout le monde. On doute encore qu'il respire ; mais il approche, il leur tend la main, un cri de joie unanime s'élève ; tous les bras sont tendus vers le ciel ou vers Alexandre ; des larmes d'ivresse coulent de tous les yeux. Au sortir du navire les hypaspistes

ne diminua point, et lorsque les généraux entrèrent dans sa chambre, il ne parlait plus. Le 26 se passa de même : les Macédoniens, qui le crurent mort, vinrent aux portes en poussant de grands cris, et ils forcèrent par des menaces leurs compagnons de les laisser pénétrer. Les portes furent ouvertes, et ils défilèrent devant son lit, tous en simple tunique. Ce jour-là, Python et Séleucus furent envoyés au temple de Sérapis, pour demander au dieu s'ils devaient porter Alexandre dans le temple. Le dieu répondit de le laisser où il était. Le 28 il mourut sur le soir. »

apportèrent sa litière, mais il se fit amener un cheval ; il le monte : des applaudissements universels font retentir les forêts et le rivage. A l'approche de sa tente, il met pied à terre, se mêle à ses soldats. Ils l'entourent avec transport, heureux de lui baiser les mains, les genoux, les vêtements, même de le voir. Ils s'exhalent en vœux, en bénédictions ; les uns lui présentent des couronnes et sèment sur ses pas les fleurs dont cette région est prodigue. » (*Loc. cit.*, p. 242.)

Il serait difficile, on le voit, d'imaginer une manifestation plus touchante, une ovation plus spontanée et plus cordiale, à laquelle il est bien permis à des médecins de ne pas rester insensibles, car on acclamait un blessé, et c'était la fête ou plutôt le triomphe d'un convalescent.